AF233513

QUELQUES CONSIDÉRATIONS

SUR

LE GOITRE EXOPHTHALMIQUE

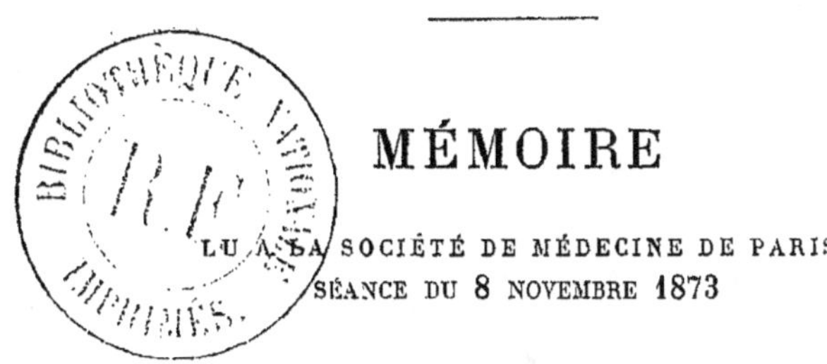

MÉMOIRE

LU A LA SOCIÉTÉ DE MÉDECINE DE PARIS
SÉANCE DU 8 NOVEMBRE 1873

PAR

M. LE Dr BENI-BARDE

Médecin en chef de l'établissement hydrothérapique d'Auteuil,
lauréat de l'Académie de médecine,
membre de la Société de médecine et d'hydrologie de Paris.

PARIS

GEORGES MASSON, LIBRAIRE-ÉDITEUR
PLACE DE L'ÉCOLE-DE-MÉDECINE, 17

1874

QUELQUES CONSIDÉRATIONS

SUR

LE GOITRE EXOPHTHALMIQUE

MÉMOIRE

LU A LA SOCIÉTÉ DE MÉDECINE DE PARIS, SÉANCE DU 18 NOVEMBRE 1873

PAR

M. LE Dr BENI-BARDE

Quelques auteurs ont considéré le goître exophthalmique comme une névrose cardiaque. Ce classement est peut-être prématuré, et, pour des raisons que nous allons invoquer tout à l'heure, il semble préférable, du moins quant à présent, de placer la maladie de Graves à côté de l'état nerveux et de la chlorose dans la classe des névroses générales et spécialement dans la section des névroses du nerf ganglionnaire.

Le goître exophthalmique, qui est une affection relativement rare, et sur laquelle la science est encore loin d'avoir dit son dernier mot, se rencontre cependant assez souvent dans les établissements hydrothérapiques. Sa fréquence relative, dans ces établissements, s'explique tout naturellement par les bons effets que, presque seule, l'hydrothérapie a produits sur cette étrange maladie.

Nous ne nous arrêterons pas sur les divers noms donnés successivement à cette affection, pour laquelle Trousseau a revendiqué le nom de *maladie de Graves*. Sans insister sur ce point, qu'il nous suffise de rappeler que les noms de *goître exophthalmique*, *cachexie exophthalmique*, *maladie de Basedow*, *maladie de Graves*, *dyscrasie exophthalmique*, *exopthalmos cachectique*, etc., s'appliquaient à une seule et même maladie.

Les premières observations qui ont été publiées en France sur le goître exophthalmique ne datent guère que d'une quinzaine d'années. Depuis cette époque, quelques travaux nombreux, relativement à la rareté de l'affection, ont été publiés sur ce sujet ; ils renferment tous une description symptomatique à peu près conforme.

Au premier examen d'un malade atteint de goître exophthalmique, trois phénomènes principaux frappent tout d'abord l'attention ; ce sont : les palpitations, l'exophthalmie et l'hypertrophie de la glande thyroïde.

M. Jaccoud, dans son traité de pathologie interne, indique un quatrième phénomène comme complétant la caractéristique de cette maladie, c'est la dilatation des vaisseaux artériels. Mais, de tous ces symptômes, ce sont les palpitations du cœur qui attirent tout d'abord l'attention du médecin et du malade lui-même. En effet, selon la remarque de Trousseau, les malades atteints de cette affection vont consulter le médecin pour des palpitations de cœur. Mais le plus souvent, un examen attentif du cou et des yeux permet de découvrir des signes qui ne laissent aucun doute sur la nature de la maladie.

Pourtant ces phénomènes, si importants au point de vue du diagnostic, n'apparaissent pas toujours au début de la maladie; quelques-uns même ne se manifestent jamais ; le diagnostic est alors difficile et, selon l'expression de Trousseau, la maladie est *fruste*.

Les seuls symptômes que les auteurs reconnaissent comme absolument constants sont les palpitations et la dilatation des vaisseaux artériels. Ce sont aussi les premiers qui se présentent, ce qui semblerait indiquer, comme le fait remarquer M. Jaccoud, que l'exophthalmie et la tuméfaction du corps thyroïde ne sont que les effets de ces premiers phénomènes.

Les auteurs sont à peu près unanimes à reconnaître que l'exophthalmie et le goître constituent, avec les battements accélérés du cœur, ce que Trousseau a appelé la triade symptomatique de la maladie de Graves.

C'est donc par les palpitations que commence cette singulière affection ; elles produisent à la longue une dilatation vasculaire qui se manifeste surtout dans les artères thyroïdiennes et ophthalmiques, et qui détermine à la fois le goître et l'exophthalmie.

Tel est, d'après la plupart des auteurs, l'enchaînement des phéno-mènes qui caractérisent la maladie de Graves.

Tous les auteurs sont d'accord à reconnaître que les palpitations sont le résultat d'une névrose du cœur ; mais il existe entre eux une certaine divergence dans l'appréciation des causes qui les produisent. Les uns, s'appuyant sur les recherches anatomiques de Henri Muller et les belles expériences de Claude Bernard sur la section et l'irrita-tion du nerf sympathique, croient trouver l'origine de ces phéno-mènes dans une excitation de ce nerf.

D'autres, au contraire, comme Fiédrich, G. Sée et Jaccoud con-sidèrent la paralysie des nerfs vaso-moteurs cardiaques et cervicaux comme la condition pathogénique de ces phénomènes.

Quoi qu'il en soit, la maladie de Graves a été considérée, dans les deux camps, comme une névrose *cardiaque*. Nous ne sommes pas disposés à accepter cette interprétation, car il peut arriver que les palpitations fassent défaut ou n'apparaissent qu'après les autres phénomènes.

Nous avons notamment observé deux faits qui motivent notre doute et qui nous autorisent à penser que le goître exophthalmique ne peut, du moins dans tous les cas, être considéré comme une né-vrose du cœur.

Le premier est celui d'une jeune fille chlorotique, extrêmement nerveuse, qui, après avoir eu des accès de fièvre intermittente et des crises de névralgie, fut atteinte presque en même temps d'une double exophthalmie et d'un goître plus développé à droite qu'à gauche. Le docteur N. Guéneau de Mussy conseilla un traitement hydrothéra-pique et nous en confia la direction.

Un examen consciencieux fait par ce savant médecin permit de constater que le cœur ne présentait aucun trouble, et les renseigne-ments recueillis auprès des parents de la malade nous apprirent qu'il n'y avait jamais eu de palpitations.

Un traitement hydrothérapique consistant en une douche froide générale, courte et légère, fit disparaître tous les accidents, et la malade retrouva, après une cure de trois mois, une santé par-faite.

Le second fait exceptionnel auquel nous avons fait allusion con-cerne une jeune femme névrosique au premier chef.

Quelque temps avant l'explosion de la maladie, elle a éprouvé des désordres nerveux qui ont fait croire un instant à l'existence d'une ataxie locomotrice. Mais ces perturbations sensitives et motrices disparurent et furent remplacées par un goître et une double exophthalmie, sans aucune trace de palpitations.

Le traitement hydrothérapique fut suivi par elle avec une grande irrégularité et ne produisit que des résultats incomplets. La malade interrompit la cure et, depuis cette époque, nous n'avons plus entendu parler d'elle.

En ne retenant, dans ce dernier fait, que les troubles du mouvement et du sentiment, nous ajouterons que ces troubles sont assez fréquents avant l'explosion des symptômes caractéristiques du goître exophthalmique. Au surplus, s'il est vrai que les palpitations et la dilatation artérielle peuvent favoriser la production du goître et de l'exophthalmie, il serait peut-être bon de rechercher si ces accidents ne sont pas produits par le seul fait d'un état morbide du sympathique et peut-être même du système cérébro-spinal au niveau de la naissance des nerfs ganglionnaires.

Qu'on examine les faits et l'on verra que la triade symptomatique qui caractérise le goître exophthalmique est toujours accompagnée et très-souvent précédée de désordres nerveux sérieux, de troubles névrosiques dont il faut tenir compte. Ces perturbations fonctionnelles résident pour la plus grande partie dans le système sympathique et sont accompagnées d'un défaut d'équilibre manifeste dans les fonctions de calorification, d'assimilation, de sécrétions et dans le jeu des appareils pulmonaire, circulatoire, gastrique et génito-urinaire. Elles sont de même nature que celle qu'on remarque dans la chlorose qui n'est, en somme, qu'une névrose ganglionnaire produisant un trouble de sanguinification et provoquant, par voie de suite, une altération de nutrition dans toute l'étendue du système cérébro-spinal.

Cette analogie entre la chlorose et le goître exophthalmique a été de tout temps reconnue, et le docteur H. Guéneau de Mussy nous a affirmé avoir vu beaucoup de chlorotiques atteints de goître ou d'exophthalmie.

Il résulte, de ce qui précède, que la triade caractéristique de la maladie de Graves ne constitue pas exclusivement l'expression symptomatique de cette singulière affection. Un ou plusieurs des termes de cette triade peuvent manquer. Par contre, il est sans exemple que les troubles de la calorification et de la plupart des fonctions placées sous la dépendance du nerf grand sympathique aient fait défaut. Nous sommes donc autorisé à croire que la maladie de Graves est une névrose du nerf ganglionnaire produite par une altération de nutrition et quelquefois par une lésion organique de la portion du système cérébro-spinal où le nerf grand sympathique prend son origine.

L'altération ou la lésion peut, dans certaines circonstances, être limitée aux ganglions et aux cordons nerveux. Dans tous les cas, les autopsies connues jusqu'à ce jour ont révélé des altérations dans la moelle épinière, dans la moelle allongée et principalement dans les ganglions et les cordons nerveux qui forment le système du grand sympathique.

Quoi qu'il en soit, nous pensons que la modification de tissu contemporaine du début de la maladie consiste en une altération de nutrition.

Comment agit cette altération ? Comment expliquer la coïncidence des palpitations qui dépendent d'une excitation des nerfs ganglionnaires et la dilatation artérielle qui coïncide avec la parésie des nerfs vaso-moteurs ? C'est là une difficulté que l'on rencontre souvent dans l'étude des névroses et que, dans l'état actuel de la science, il est presque impossible de résoudre. Toutefois nous espérons que les progrès accomplis par la physiologie permettront d'apporter la lumière dans cette question obscure de pathogénie.

N'insistons donc point sur cette analyse théorique et revenons aux faits.

Ce qui nous autorise à penser que, dans le goître exophthalmique, nous sommes en présence d'un trouble de nutrition, c'est le fait suivant que nous avons eu l'occasion d'observer. — En 1866, nous eûmes à soigner une dame de Meudon qui présentait les signes caractéristiques de la maladie de Graves. Cette dame, en effet, se plaignait de palpitations, avait le corps thyroïde très-sensiblement hypertrophié, et présentait du côté de l'œil une irritation très-gênante, avec saillie du globe en avant.

Cette dame éprouvait, en outre, tous les signes d'un état nerveux bien accentué.

Après trois semaines d'un traitement hydrothérapique, consistant en une simple douche froide quotidienne, tous les signes de la maladie de Graves avaient disparu complétement. Depuis cette époque, nous avons revu cette dame plusieurs fois, et aucun symptôme n'a reparu. Comme il y a déjà sept années, nous sommes en droit de croire à une guérison complète. Or comment serions-nous parvenu à un aussi beau résultat, dans un temps si restreint, si nous n'avions pas eu affaire à un simple trouble de nutrition ? Il nous semble que, sur ce point, le doute est impossible. Cette affirmation ne nous empêche pas de croire que, dans quelques circonstances, le goître exophthalmique ne soit une expression symptomatique d'une lésion organique du système nerveux, ce qui a même été démontré par quelques autopsies.

Mais lorsque la maladie de Graves apparaît d'emblée, escortée de cet ensemble de symptômes nerveux purement fonctionnels, nous croyons qu'elle peut alors être attribuée à un simple trouble de nutrition. Cette opinion nous conduit fatalement à admettre que, lorsque cette maladie est reconnue et traitée pendant sa période initiale, il est toujours possible de la guérir ou tout au moins de l'enrayer.

En dehors des faits exceptionnels dont nous avons parlé et qui ont servi de point de départ à cette digression de physiologie pathologique, nous pouvons dire que les cas de maladie de Graves sans palpitations sont rares.

En général ce sont les palpitations qui constituent ce premier symptôme de la maladie proprement dite. Les malades se plaignent de battements de cœur continus et presque toujours d'une violence extrême; la paroi thoracique est fortement soulevée et parfois le choc du cœur est assez considérable pour être entendu à distance. Les palpitations sont exagérées encore par les mouvements, les fatigues et les émotions morales. Selon M. Jaccoud, le nombre des battements est compris, le plus souvent, entre 120 et 140 par minute; mais il peut être plus considérable, et nous avons donné des soins à une malade chez laquelle les traces sphygmographiques représentaient presque un mouvement continu. Mais, chose digne d'être notée, ces battements, si rapides et si précipités, ne cessent jamais d'être réguliers. La percussion révèle le plus souvent, lorsque la maladie est ancienne, une augmentation de volume du cœur, tantôt générale, tantôt partielle, et, dans ce dernier cas, n'occupant que le ventricule gauche.

A l'auscultation, on entend un bruit de souffle à la base qui a fait croire à quelques auteurs, à Stokes entre autres, que le goître exophthalmique s'accompagnait souvent d'une lésion organique du cœur. Mais l'anatomie pathologique a prouvé, dans maintes circonstances, que c'était là une erreur, ou tout au moins une exception des plus rares. A défaut de l'anatomie pathologique, l'issue le plus souvent heureuse de cette maladie prouverait encore la non-existence d'une lésion organique. Cependant il faut reconnaître que, dans certains cas, il peut y avoir une altération valvulaire, mais cette lésion n'est qu'une coïncidence; elle n'entre pour rien dans la pathogénie de la maladie de Graves, qui est, nous le répétons, de nature essentiellement nerveuse.

Le bruit de souffle systolique, qu'on entend à la base du cœur, se prolonge dans les vaisseaux du cou et se reproduit souvent dans les grosses artères du thorax et de la tête.

Chose digne de remarque, et signalée pour la première fois par Graves, le pouls radial reste petit et faible. Cependant, dans les cas graves, il peut devenir très-ample. Ajoutons à ces divers phénomènes le gonflement quelquefois considérable des veines du cou, et nous aurons le résumé succinct des phénomènes qu'on rencontre, dans la maladie de Graves, du côté du cœur et des vaisseaux. Ainsi que nous l'avons dit, ces phénomènes sont, en général, les premiers par ordre de date, précédant par conséquent le goître et l'exophthalmie.

L'espace de temps qui sépare l'apparition des phénomènes dont nous venons de parler de ceux qui se passent de côté du corps thyroïde et des globes oculaires, est, le plus souvent, très-variable, et peut même faire commettre des erreurs de diagnostic assez graves. A ce sujet, il nous revient à la mémoire un fait de ce genre que nous croyons utile de citer ici. Il s'agit d'un malade que nous avait adressé M. le professeur Bouillaud, afin de lui faire suivre un traitement hydrothérapique. Ce malade ne se plaignait que de palpitations. A l'auscultation, nous constatâmes un bruit de souffle tel que, malgré l'opinion du savant professeur, nous pensâmes avoir affaire à une maladie organique du cœur, et nous crûmes devoir aller faire part de ces craintes à notre illustre maître. M. Bouillaud persista dans son opinion, et nous engagea à persévérer dans notre traitement.

A notre grand étonnement, les palpitations disparurent rapidement. Plusieurs mois après il y eut une rechute, et, cette fois, survint un léger empâtement du cou à droite, avec de la saillie oculaire.

Le goître et l'exophthalmie peuvent apparaître simultanément, selon Trousseau; cependant le gonflement thyroïdien précéderait de quelque temps la saillie des globes oculaires.

Cette tumeur thyroïdienne acquiert assez rapidement un volume qu'elle ne dépasse plus, volume qui n'atteint jamais les proportions énormes que l'on trouve quelquefois dans le goître ordinaire. Bien que souvent cette tuméfaction occupe toute la glande, il arrive parfois cependant qu'elle se limite dans l'un des lobes latéraux, et, selon Trousseau, c'est alors le lobe droit qui est le plus fréquemment atteint, contrairement à ce qui se passe le plus souvent dans le goître ordinaire.

Tous les médecins s'accordent à reconnaître la nature vasculaire de cette tumeur, au niveau de laquelle on perçoit des pulsations et des bruits de souffle qui ne doivent laisser aucun doute à cet égard. Du reste, les quelques autopsies faites ont démontré qu'il y avait une augmentation de diamètre des artères thyroïdiennes qui étaient flexueuses, formant ainsi une sorte d'anévrysme cirsoïde. Lorsque le goître est ancien, le tissu conjonctif devient très-dur, et il peut se former des kystes sanguins ou même de petites tumeurs fibreuses qui peuvent persister après la disparition du goître, ainsi que nous avons eu l'occasion de l'observer une fois.

La malade à laquelle nous faisons allusion et qui présentait la triade symptomatique de la maladie de Graves, escortée et surtout précédée des troubles nerveux les plus variées, fut confiée à nos soins par les docteurs Bouillaud et Delpech. Elle a été guérie après un traitement hydrothérapique qui a duré environ une année entière. Seulement il est resté sur le côte droit du cou un petit kyste qui a résisté à toute espèce de traitement.

L'exophthalmie est quelquefois précédée de démangeaisons excessives des paupières, indiquant qu'il y a de ce côté un travail congestif anormal. Cette saillie oculaire a été tout d'abord attribuée à la gêne qu'apporte la tumeur thyroïdienne à la circulation veineuse. Cette interprétation, après avoir été adoptée par quelques auteurs, se trouve maintenant abandonnée. D'une part, l'apparition simultanée du goître et de l'exophthalmie et, d'autre part, l'existence possible de l'exophthalmie sans développement exagéré du corps thyroïde, prouvent de la façon la plus péremptoire qu'il peut n'y avoir qu'une corrélation limitée entre ces deux phénomènes. Il n'est pas rare, en effet, de voir l'un de ces deux symptômes exister seul, et la qualification de fruste donnée par Trousseau à certaines formes de de la maladie signifie que tous les symptômes de la triade ne sont pas toujours présents. Nous avons vu deux cas dans lesquels les globes oculaires étaient parfaitement intacts. Cependant si la maladie est livrée à elle-même, on voit tôt ou tard apparaître les symptômes principaux accompagnés des phénomènes secondaires dont nous parlerons plus loin, tels que des troubles nerveux intellectuels, l'impossibilité d'une attention soutenue de la part du malade, la suppression des menstrues chez la femme, etc.

Toutefois nous devons reconnaître que le plus souvent l'exophthalmie apparaît presque simultanément avec le goître. Elle est constituée par la saillie des globes oculaires au dehors des cavités orbitaires. Généralement elle est double et égale des deux côtés. Elle peut être assez prononcée pour que le rapprochement des paupières devienne abso-

lument impossible, et dès lors l'absence de clignements et par voie
de suite l'exposition continuelle à l'air peuvent produire, par irritation, du larmoiement ou de l'injection de la conjonctive. Praël rap-
porte un cas dans lequel on a observé l'ulcération inflammatoire de
la cornée avec cécité consécutive. Mais hâtons-nous d'ajouter que ces
cas sont heureusement fort rares. L'état de la pupille est, dans cette
affection, trop variable pour qu'on puisse lui prêter la moindre im-
portance.

L'examen ophthalmoscopique ne révèle le plus souvent rien de
pathologique, et les phénomènes observés sont purement physiolo-
giques. Toutefois on a pu dans quelques cas constater un développement exagéré des vaisseaux de la rétine. Le plus souvent, les malades
atteints de maladie de Graves ne présentent pas de troubles de la vue.
L'accident le plus fréquent est la photophobie, poussée quelquefois
à un degré extrême. Quelques malades voient double, ce qui tient,
sans doute, à ce que la saillie des yeux n'est pas égale des deux côtés.
Enfin le strabisme, la myopie et la presbytie peuvent être la conséquence de cette affection.

Quel est le trouble physiologique qui donne naissance à l'exophthalmie? Nous croyons, comme Trousseau, que le phénomène initial
est une congestion, produit réflexe d'une irritation nerveuse centrale.
« Si, dit le savant professeur de l'Hôtel-Dieu, nous remarquons que
la saillie du globe oculaire peut, dans un grand nombre de cas, se
manifester avec rapidité dans un paroxysme et disparaître ensuite,
nous sommes conduits à attribuer cette saillie à une congestion vio-
lente et active. Ainsi pourraient s'expliquer l'apparition et la disparition facile de l'exorbitis ; mais si les congestions répétées deviennent
hypertrophiques, c'est-à-dire si l'habitude congestive exalte la nutrition du tissu cellulo-adipeux de l'orbite, ce tissu cellulaire augmente
peu à peu de volume, et, en refoulant graduellement le globe de l'œil,
il crée une exophthalmie désormais définitive. »

Les autopsies faites ont démontré qu'il y avait, en effet, lorsqu'elles
donnaient des résultats, dilatation de l'artère ophthalmique, congestion veineuse de la région orbitaire, développement anormal de tissu
adipeux de l'orbite, suivant le degré et l'ancienneté de la maladie.

Quant à la contraction des fibres musculaires de la capsule de
Tenon par suite de l'irritation du sympathique, et invoquée par
M. Galezowski (1) comme cause de l'exorbitis, elle est possible, mais

---

(1) *Gazette des Hôpitaux*, septembre 1871, numéros 107 et 108.

son action ne fait, croyons-nous, si elle existe, que s'ajouter à celle de la congestion dont nous venons de parler.

Tels sont les principaux symptômes qui caractérisent la maladie de Graves. Mais ce ne sont pas là les seuls caractères de cette affection, car tout un cortége de symptômes les accompagne, ou même quelquefois les précède. Et d'abord, chez la femme, qui est plus souvent atteinte que l'homme du goître exophthalmique, il existe un symptôme qui mérite toute l'attention du médecin. Nous voulons parler des troubles de la menstruation. Ces troubles se montrent dès le début de l'affection et sont presque toujours caractérisés par une diminution ou une suppression des règles. Dans quelques circonstances exceptionnelles, il survient de véritables ménorrhagies. Ces perturbations menstruelles persistent longtemps et ne disparaissent le plus souvent qu'avec la maladie principale. Dans tous les cas, bien que les désordres génitaux ne puissent pas être considérés comme une des causes du goître exophthalmique, il est important de les combattre sérieusement. Le professeur Charcot a remarqué et publié que tous les symptômes de la maladie de Graves s'amendent considérablement quand les femmes deviennent enceintes. Le fait est vrai, et nous connaissons une jeune femme qu'une grossesse a délivré de tous les phénomènes morbides ; mais nous devons ajouter que parfois ces accidents reparaissent après l'accouchement.

Quand la maladie est grave ou ancienne, on observe de la diarrhée, des vomissements de matières aqueuses, des sueurs abondantes, quelquefois même des hémorrhagies pulmonaires ou tout au moins des épistaxis, symptômes dépendant, pour la plupart, d'un trouble fonctionnel du système ganglionnaire.

Lorsque la maladie affecte cette forme grave, il se produit de fréquentes congestions dans les viscères et l'amaigrissement ne tarde pas à survenir ; les forces diminuent rapidement, et le malade devient cachectique ou tombe dans un état de marasme qui contraste singulièrement avec la suractivité fonctionnelle du cœur. Les malades atteints de goître exophthalmique présentent presque toujours les signes de l'anémie et de la chlorose. On ne peut être étonné de cette concomitance puisque, ainsi que nous l'avons vu, la maladie de Graves est le résultat d'un trouble de nutrition. L'anémie et la chlorose peuvent être une des causes de cette affection, elles peuvent, d'un autre côté, n'en être que la conséquence ; il n'est donc pas extraordinaire de voir tous les phénomènes morbides qui caractérisent ces divers états pathologiques exister simultanément. Cette étroite association a même donné l'idée à quelques médecins de considérer la maladie de Graves comme une chlorose ayant une nature toute spéciale.

A côté des symptômes qui caractérisent essentiellement cette maladie, nous devons placer les troubles de calorification qui jouent un rôle extrêmement important. Les malades se plaignent d'une sensation de chaleur intolérable, sans que le thermomètre indique un accroissement de température en rapport avec cette sensation. Cependant il arrive assez souvent qu'il y a réellement augmentation de chaleur, et que même ce phénomène pathologique se présente avant l'apparition de la triade caractéristique.

C'est ordinairement aux mains, aux pieds, derrière le cou et aux oreilles qu'on observe cette surélévation de la température animale. Souvent on voit cet accroissement morbide précédé par un frisson à la suite duquel se déroulent les trois stades qui constituent un véritable accès de fièvre. Il n'y a aucune régularité dans l'apparition de ces accès qui s'accompagnent parfois d'une légère congestion spléno-hépatique ; mais leur constance est telle que nous les avons toujours constatés chez les nombreux malades qui ont été soumis à notre observation. Cette permanence des troubles de la calorification et de la circulation a beaucoup contribué à nous faire considérer la maladie de Graves comme une névrose du nerf grand sympathique.

Lorsque cette affection n'a pas été arrêtée dans sa marche et qu'elle est entrée dans la période cachectique, la situation des malades devient extrêmement pénible. Les pulsations incessantes et précipitées du cœur, les battements violents des artères de la tête, cause parfois de céphalalgie intense, la gêne de la respiration, les accès de suffocation qu'on observe assez souvent, et les insomnies fréquentes qui sont la conséquence de l'état du cœur, provoquent de grands désordres dans tout l'organisme et finissent par jeter une grande perturbation dans tout le système nerveux cérébro-spinal.

Si l'on ajoute à ce tableau l'aspect même du malade, l'expression de stupeur que donne à son visage la saillie des globes oculaires, la pâleur du teint, etc., on comprendra que cet ensemble pathologique assez extraordinaire, et assurément fort complexe, est dans tous les cas digne d'attirer l'attention des observateurs.

La marche et la durée de cette maladie présentent de grandes variations. Quelquefois l'évolution est rapide, nous en avons cité plus haut un exemple frappant ; mais le plus souvent la marche est lente et la durée fort longue. Le pronostic n'est pas absolument grave, attendu que, jusqu'ici, la mortalité a été très-peu considérable. Toutefois, nous devons reconnaître que cette affection est souvent difficile à guérir.

Jusqu'à présent, c'est le traitement hydrothérapique qui a fourni les meilleurs résultats thérapeutiques. Déjà M. Gillebert d'Hercourt avait signalé ses heureux effets ; et si les succès n'ont pas été très-nombreux, cela tient en grande partie au défaut de constance des malades ou à une intervention hydrothérapique trop tardive. Il faut donc que les malades se décident à suivre ce traitement quand les principaux symptômes du mal apparaissent, et ils doivent savoir que la guérison n'est possible qu'à la faveur d'une grande persistance dans l'emploi des applications hydrothérapiques.

De toutes ces applications, la plus efficace et la plus commode à mettre en usage est sans nul doute la douche mobile. Elle doit être générale, froide, courte et légèrement percutante, surtout au début du traitement. Si elle est mal supportée, il faudra élever la température de l'eau jusqu'à ce que la tolérance soit établie ; on la remplacera momentanément par des lotions pratiquées avec beaucoup de précaution.

Lorsque, sous l'influence de ce procédé légèrement tonique, le malade aura repris quelques forces, on augmentera l'énergie de la douche, et l'on abaissera la température de l'eau si cela est nécessaire. Arrivé à cette période de traitement, on pourra faire intervenir les applications spéciales destinées à combattre les désordres dominants. C'est ainsi qu'on utilisera les bains de siége froids et courts, les douches utérines, les bains de pieds chauds, etc.; contre l'aménorrhée, les bains de pieds froids à eau courante contre les hémorrhagies, les douches hépatiques ou spléniques contre les engorgements du foie et de la rate, les douches écossaises contre les douleurs, les demi-maillots ou les ceintures humides contre les troubles de l'appareil digestif.

En agissant ainsi nous avons pu obtenir des guérisons complètes ; seulement la durée du traitement n'a pas été la même dans tous les cas.

Chez une malade de Trousseau nous avons dû employer l'hydrothérapie pendant deux années. Elle avait la triade symptomatique, une diarrhée très-persistante, de l'aménorrhée et présentait tous les signes de l'état cachectique. Chez une malade du professeur Bouillaud, une grande amélioration s'est manifestée après six mois de traitement, mais la guérison n'a été complète qu'au bout de trois ans.

C'est dans ces deux cas que le traitement a eu la plus longue durée ; chez les autres, il a varié entre quatre et huit mois, et c'est, croyons-nous, la moyenne la plus exacte. Nous ne devons pas, bien entendu, dans cette indication, faire entrer en ligne de compte la guérison obtenue en trois semaines chez la malade dont nous avons déjà parlé. C'est un fait exceptionnel qui ne peut être un élément exact de statistique.

Dans tous les cas, et c'est notre conclusion, on doit considérer l'hydrothérapie comme une des médications les plus efficaces contre la maladie de Graves.

———

Paris. — Typographie Georges Chamerot, rue des Saints-Pères, 19.

www.ingramcontent.com/pod-product-compliance
Lightning Source LLC
LaVergne TN
LVHW021810030726
842523LV00003B/1321